BEI GRIN MACHT SICH IHR WISSEN BEZAHLT

AF137342

- Wir veröffentlichen Ihre Hausarbeit,
  Bachelor- und Masterarbeit

- Ihr eigenes eBook und Buch -
  weltweit in allen wichtigen Shops

- Verdienen Sie an jedem Verkauf

Jetzt bei www.GRIN.com hochladen
und kostenlos publizieren

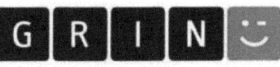

Endokrine Organe und der die Herz-Kreislauf Schockspirale

Jacqueline Sander

GRIN

Bibliografische Information der Deutschen Nationalbibliothek:

Die Deutsche Nationalbibliothek verzeichnet diese Publikation in der Deutschen Nationalbibliografie; detaillierte bibliografische Daten sind im Internet über http://dnb.d-nb.de abrufbar.

ISBN: 9783346370112
Dieses Buch ist auch als E-Book erhältlich.

Druck und Bindung: Books on Demand GmbH, Norderstedt Germany
Gedruckt auf säurefreiem Papier aus verantwortungsvollen Quellen

Das vorliegende Werk wurde sorgfältig erarbeitet. Dennoch übernehmen Autoren und Verlag für die Richtigkeit von Angaben, Hinweisen, Links und Ratschlägen sowie eventuelle Druckfehler keine Haftung.

Das Buch bei GRIN: https://www.grin.com/document/998510

Sonderprüfung: Einsendeaufgabe

Medizinische Grundlagen

Abgegeben am:
Modulverantwortlicher Hochschullehrer:

Modul: Medizinische Grundlagen
Studiengang: Prävention und Gesundheitspsychologie

Von:
Jacqueline Sander

Inhaltsverzeichnis

Abkürzungsverzeichnis

ADS   Aufmerksamkeits-Defizit-Syndrom
IgE   Immunglobulin E
PIH   Prolactostatin (Dopamin)
PTH   Parathormon
T3   Trijodthyronin
T4   Thyroxin
ZNS   Zentrales Nervensystem

Abbildungsverzeichnis

Teilaufgabe 1

Endokrine Organe im Dienst des Hormonsystems mit Beschreibung jeweils eines Hormons und dessen Funktion

Die vier endokrinen Organe, die hauptsächlich im Dienst des Hormonsystems stehen, sind: der **Hypothalamus**, die **Nebennieren**, die **Schilddrüse** und die **Nebenschilddrüsen.**

1.1 Der Hypothalamus

Der Hypothalamus ist ein Teil des Zwischenhirns. Er ist funktionell und morphologisch eng mit der Hypophyse verbunden. Zusammen *bilden sie das zentrale Steuersystem für die Bildung von Hormonen der Schilddrüse, Nebennieren* [und] *Gonaden* [1[Dabei wird vom Hypothalamus- Hypophysen-System gesprochen. Dieses gilt als Kontaktstelle zwischen dem Nerven- und Hormonsystem. Der Hypothalamus verarbeitet Informationen, welche von außen sowie von innen auf den Körper einwirken und kann diese in "hormonelle Befehle" umwandeln und an die Hypophyse weitergeben. [3]
Der Hypothalamus produziert hauptsächlich Peptide. Diese werden, je nachdem ob sie die Hypophysen- Ausschüttung fördern oder hemmen, als Releasing Hormone oder Inhibiting Hormone bezeichnet.
Im Folgenden soll näher auf das vom Hypothalamus produzierte Dopamin (Prolactostatin, PIH) eingegangen werden.

1.2 Dopamin

Dopamin steuert die allgemeine Motorik. Es ist verantwortlich für die Übertragung der Erregung von der Nervenzelle in die Muskelzelle. Mittlerweile wird davon ausgegangen, dass bei einer Parkinson- Erkrankung das Areal des Hirns, in dem Dopamin produziert wird, degeneriert ist. Auf Grund dieser Degeneration wird zu wenig des Hormons produziert und es kommt zu den, die Krankheit auszeichnenden, motorischen Ausfällen. [10]
Des Weiteren spielt Dopamin eine große Rolle das Suchtverhalten betreffend. Viele Drogen (Suchtmittel) wirken im Belohnungssystem des Gehirns. Durch vermehrte Ausschüttung (bei z.B. Amphetaminkonsum) oder

das Verhindern des Abbaus (bei z.B. Kokainkonsum) von Dopamin, kommt es zu gesteigerten Glücksgefühlen. [15]

Dopamin steuert die Aktivität, den Antrieb und die Motivation des Menschen. Durch eine Störung am Dopamin- Rezeptor und am Dopamin-Transporter- Gen kommt es zu "Fehlfunktionen" im Gehirn, bezüglich der ausreichenden Versorgung mit Dopamin oder des zu schnellen Abbaus. Daraus resultieren die teilweise überschießenden Reaktionen, die bei einem Aufmerksamkeits-Defizit-Syndrom (ADS) auftreten. [11]

Über das zentrale Nervensystem moduliert Dopamin die Darmtätigkeit und fördert die Durchblutung der Niere. [10]

Besteht ein Mangel an Dopamin kann eine endogene Depression ausgebildet werden. Kommt es hingegen zu einer Überfunktion im mesolimbischen System, kann dies zu einer Schizophrenie führen. [10]

Schlussendlich wird Dopamin auch in der Schocktherapie eingesetzt. Durch die Verabreichung wird eine Erhöhung der Kontraktionskraft des Herzens erreicht. Hinzu kommt die Verengung der Gefäße von Haut und Muskulatur, sowie eine bessere Durchblutung der Nieren. [10]

1.3 Nebennieren

Die Nebennieren befinden sich auf dem oberen Pol der Nieren, gelten aber als eigenständige Organe. Die Nebennieren bestehen aus drei Schichten, welche jeweils verschiedene Steroidhormone produzieren. Von außen nach innen werden die Schichten als Zona glomerulosa, Zona fasciculata und Zona reticularis bezeichnet.

Die verschiedenen Schichten der Nebennierenrinde produzieren unterschiedliche Hormone. Eines der wichtigsten, in der Zona fasciculata produziertes, Steroidhormon ist das Cortisol.

1.4 Cortisol

Cortisol wird (neben Corticosteron) als Glucocorticoid bezeichnet. Glucocorticoide sind sogenannte Stresshormone. Ihre Aufgabe ist die Bereitstellung von Energie in Form von Glukose und Fettsäuren in Stresssituationen. [1]

Je nach körperlicher Belastung oder Tageszeit wird Cortisol in unterschiedlicher Menge produziert. In Stresssituationen reagiert der Körper mit einer erhöhten Cortisolausschüttung. [9]

Das Cortisol wirkt im Stoffwechsel vor allem auf den Fettstoffwechsel, den Kohlehydrathaushalt und den Eiweißumsatz. Das Cortisol erhöht die Glucosekonzentration im Blut und somit wird Energie bereitgestellt. Zusammen mit Aledesteron reguliert Cortisol die Salzausscheidung. [9]

Im Herz- Kreislauf führt Cortisol zu einer Verstärkung der Gefäßkontraktion und der Herzkraft. (Silbernagel, 2001) Des Weiteren reguliert Cortisol über die Blutsalze den Blutkreislauf. Es wirkt antiallergisch und antientzündlich, da es die Histaminfreisetzung hemmt.

Stress, welcher durch körperliche Arbeit oder psychische Belastung, ausgelöst wird, erhöht die Ausschüttung von Cortisol. Der Energiestoffwechsel wird mobilisiert, die Herzleistung erhöht. Durch eine Sepsis (körperlicher Stress) oder eine Depression (psychischer Stress) wird der Cortisolspiegel den ganzen Tag auf einem sehr hohen Niveau gehalten. [5]

Kommt es zu einem Cortisolüberschuss wird der Zuckerstoffwechsel gestört und es kommt zur Ausbildung einer Diabetis mellitus. Der Blutdruck ist erhöht. Das Immunsystem ist geschwächt, es kommt zu einer Infektanfälligkeit. Die Blutgerinnung ist gehemmt. Folgen sind die Neigung zu Hämatomen und Hauteinblutungen. [9]

Demgegenüber steht ein Cortisolmangel. Dieser führt unter anderem zu Infektanfälligkeiten (geschwächtes Immunsystem), Unterzuckerung, niedrigem Blutdruck (Schwindel) oder Zyklusstörungen. Durch den Mangel an Cortisol kann der Körper in Stresssituationen nicht mehr angemessen reagieren. Durch eine Übersäuerung des Blutes tritt nachfolgend eine Kreislaufschwäche und Benommenheit auf. [9]

1.5 Schilddrüse

Die Schilddrüse ist mit einem Gewicht von 20 bis 80 Gramm eine relativ große Hormondrüse. In den kugelförmigen Hohlräumen (Follikeln) der Schilddrüse werden die Hormone Triiodthyronin und Thyroxin in langen Peptid- Ketten eingebunden, aufbewahrt. Der Stoffwechsel von fast allen Körperzellen ist von

Schilddrüsenhormonen abhängig. Sie steuern beispielsweise Körperwachstum, Gehirnentwicklung und Körpertemperatur.

1.6 Trijodthyronin

Trijodthyronin (T3) ist ein Hormon, welches von der Schilddrüse produziert wird. Trijodthyronin ist in seiner Wirkungsweise eng mit Thyroxin (T4) verbunden. Beide Hormone sind Hormone, die vom Jod abhängig sind. Nur ein sehr geringer Teil der Schilddrüsenhormone liegt in biologisch freier Form vor. T3 ist weitaus aktiver in seiner Wirkungsweise als T4, aber auch "kurzlebiger". Im Bedarfsfall kann der Körper durch Konversion (Abspaltung eines Jodatoms) aus Thyroxin Trijodthyronin erzeugen. [1]

Die beiden Hormone sind schwer unabhängig voneinander zu betrachten. Gemeinschaftlich steigern sie den Umsatz der freien Fettsäuren und fördern den Cholesterinabbau. T3 und T4 sind wichtige Hormone für Wachstum und Reifung des Gehirns und des Skelettsystems. Über den Stoffwechsel beeinflussen sie den Wärmehaushalt des Körpers. Sie zeigen sich verantwortlich für eine normale Nerventätigkeit, Muskelfunktion und einen normalen Knochenstoffwechsel. Des Weiteren hemmen sie die Protein- und Glycogensynthese. Die Sensibilität des Herzmuskels gegenüber Katecholaminen (Dopamin und seinen Derivaten) wird erhöht. Durch T3 und T4 werden die Kontraktionskraft des Herzensmuskels und das Herzzeitvolumen erhöht. Die Regulation des Fettstoff- und Bindegewebswechsels erfolgt durch die beiden Hormone. [1, 17]

Bei einem Mangel von T3 und T4 im Körper wird von einer Hypothyreose (Schilddrüsenunterfunktion) gesprochen. Dies kann zu Apathie (Abgeschlagenheit, Antriebslosigkeit, Müdigkeit) führen. Viele Patienten sprechen von einer Abnahme der Leistungsfähigkeit. Begleitende Symptome sind auch Frieren und häufig eine Gewichtszunahme. Fehlen die Hormone, kommt es zu einer Reflexverlangsamung und/ oder einer Myopathie (Erkrankung/ Schwächung der Muskulatur). [1]

Dem gegenüber steht ein Überangebot von Schilddrüsenhormonen im Blut. Dabei wird von einer Hypothyreose (Schilddrüsenüberfunktion) gesprochen. Patienten klagen häufig über Schlafstörungen, Unruhe, Nervosität und nächtliches Herzrasen. Durch die

Beschleunigung des Fettstoffwechsels und Proteinumbaus kommt es häufig zu einer Gewichtsabnahme. [1]

1.7 Nebenschilddrüsen

Die Nebenschilddrüsen (Epithelkörperchen) werden, in die Organkapsel eingeschlossen, an der Rückfläche der Schilddrüse, gefunden. Auch hier gilt, wie bei den Nebennieren: trotz ihrer unmittelbaren Nähe zur Schilddrüse, sind die Nebenschilddrüsen funktionell als eigenständiges Organ anzusehen. In den Nebenschilddrüsen wird das Parathormon (PTH) gebildet. PTH fungiert als Gegenspieler, zum von der Schilddrüse produzierten, Kalzitonin.
PTH und Kalzitonin sind die beiden wichtigsten Hormone zu Regulation des Kalziumspiegels im Körper.

1.8 Parathormon

Das Parathormon (Parathyrin, PTH) ist ein Peptidhormon. PTH fördert kurzfristig die Bereitstellung von Kalzium aus den Knochen, da ein zu niedriger Kalziumspiegel gravierende Folgen für den Organismus hat. Kalzium ist lebensnotwendig für den Körper. Es ist an der Blutgerinnung, der Kontraktion aller Muskelgruppen und der Erregung von Herzmuskelzellen beteiligt. [14] Bei der Bereitstellung des Kalziums aus den Knochen, durch das Aktivieren der Osteoklasten, durch das PTH, löst sich auch Phosphat. Das freie Kalzium im Blut erhöht sich nur, wenn das Phosphat abgebaut wird. Dies geschieht über die Nieren. [18] Hinzu kommt eine Reabsorption von Kalzium durch die Nieren (ausgelöst durch das PTH).

Es kann gesagt werden: "Sinkt die Konzentration des Kalziums unter den Normalwert (Hypokalzämie), wird vermehrt PTH ins Blut abgegeben, steigt sie darüber, vermindert sich die PTH- Ausschüttung." [5, S. 290] Ziel des Hormones ist immer den Kalziumspiegel wieder anzuheben.

Der Mangel an PTH oder dessen Unwirksamkeit führt zu Hypokalzämie, es kommt zu Krämpfen (Tetanie). Ein Übermaß an PTH führt zu einer Hyperkalzämie, hier kann es beispielsweise zu Verkalkungen der Niere kommen. Im schlimmsten Fall führt eine Hyperkalzämie zum Koma, einer Niereninsuffizienz oder Herzrhythmusstörungen. [5]

Auslöser   einer   Hypokalzämie
können z.B. ein Hypoparathyreoidismus (Nebenschilddrüsenunterfunktion),
Vitamin-D- Mangel oder Medikamente sein.

Als Ursachen einer Hyperkalzämie können Nebenniereninsuffizienz, Sarkoidose
oder eine Vitamin- Überdosierung (D) genannt werden. [13]

Teilaufgabe 2

Beschreibung des Herz- Kreislauf- Schocks am Modell der Schockspirale

2.1 Auslöser der Schockspirale

Der Herz-Kreislauf- Schock ist immer ein klinischer Notfall!

Als Schock wird eine lebensbedrohliche Kreislaufstörung beschrieben, die zu
Mikrozirkulationsstörungen und einer Sauerstoffunterversorgung von Gewebe
führt. (https://www.amboss.com/de/wissen/Schock)

Grundsätzlich kann unterschieden werden zwischen:

- hypovolämischen Schock, nach großem Blut- oder
  Flüssigkeitsverlust (Erbrechen/ Durchfall)
- Kardiogenem Schock (Herzinfarkt, Herzklappenverengung,
  Verletzung oder Erkrankung der Lunge)
- Anaphylaktischem Schock (ausgelöst durch Allergene in
  Insektengift, Lebensmitteln oder Medikamenten)
- Septischer Schock (nach/ durch Infektionen)

Unter anderem kommt es im Zuge eines Pumpversagen des Herzens, z.B. bei
einem Herzinfarkt; bei der Verminderung der zirkulierenden Blutmenge, wie bei
einem Verkehrsunfall mit hohem Blutverlust des Unfallopfers, durch Verletzungen
der großen Arterien oder Venen; oder aber durch das Versagen der peripheren
Kreislaufregulation, zu einem Herz- Kreislauf- Schock.

Die "Schockspirale" kann aufgrund ihrer verschiedenen Auslöser an
unterschiedlichen Stellen beginnen. Hat sich der Kreis geschlossen, schreitet
das Geschehen unabhängig von der auslösenden Ursache fort. [2]

2.2 Beschreibung eines Herz- Kreislauf- Schocks

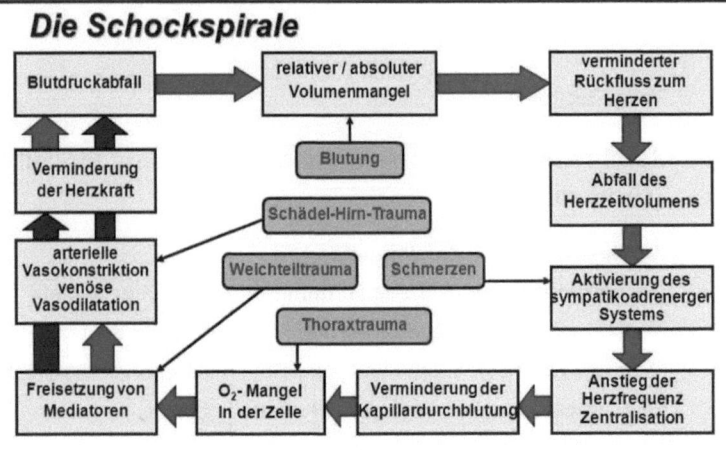

Abbildung 1 Schockspirale

An dieser Stelle soll ein Blutvolumenabfall als Auslöser des Herz- Kreislauf-Schocks angenommen werden. Dabei kommt es zu einem großen Blut- oder Flüssigkeitsverlust im Körper. Beispielhaft kann nochmal der Verkehrsunfall mit großen arteriellen und/ oder venösen Verletzungen angebracht werden.

Ist es zu einem Volumenabfall gekommen, wird der Rückfluss des Blutes zum Herz vermindert. Vereinfacht kann gesagt werden: Je weniger Flüssigkeit im Blutkreislauf vorhanden ist, desto weniger kann hindurch gepumpt werden. Zu diesem Kreislauf zählt natürlich auch das Herz. Durch den verminderten Rückfluss von Blut zum Herzen kommt es automatisch zu einem Abfall des Herzzeitvolumens. Dieses kann auch durch eine Herzinsuffizienz ausgelöst werden.

Im Zuge des Volumenabfalls versucht der Körper zuerst die lebenswichtigen Organe (Herz, ZNS) weiter zu versorgen. Dabei wird die Versorgung der weniger lebensnotwendigen Areale des Körpers, wie z. B. des Magen- Darm- Traktes, abgesenkt. Hier wird von der Aktivierung des sympathischen Systems gesprochen. An dieser Stelle der Schockspirale können die Vitalfunktionen noch relativ normal erscheinen, obwohl die Mikrozirkulation bereits geschädigt ist. Dadurch, dass der Körper versucht den Kreislauf aufrecht zu erhalten, kommt es zu einem Anstieg der Herzfrequenz. Das Herz bemüht sich, mit der verbliebenen Flüssigkeit in den Arterien und Venen, die Organe zu versorgen. Es wird auch von einer Zentralisation gesprochen, da vor allem die Versorgung des Herzens und des zentralen Nervensystems angestrebt wird. Alles NICHT lebenswichtige wird "unterversorgt". Dadurch ergibt sich eine Verminderung der Kapillardurchblutung was wiederum zum Sauerstoffmangel in der Zelle (Hypoxämie) führt.

Der Sauerstoffmangel in den Zellen kann auch durch ein Thoraxtrauma ausgelöst werden. Ein Thoraxtrauma ist die Verletzung des Brustkorbes und vor allem, der von ihm geschützten inneren Organe wie Herz, Lunge und der großen Blutgefäße. Das Thoraxtrauma kann auch ein Auslöser der Schockspirale sein. Ist die Lunge von den Verletzungen betroffen und nicht mehr "arbeitsfähig" kommt es automatisch zu einer Unterversorgung mit Sauerstoff in den Zellen. Die Kapillaren, als kleinste Versorgungseinheit, werden geschädigt. Mit der Schädigung der Kapillaren und der einhergehenden Unterversorgung in den Zellen, geht demzufolge zeitnah die Schädigung der Zelle einher. Das ist vor allem verheerend für die Zellen im Gehirn. Das Gehirn kann in der Regel nur eine sehr kurze Zeitspanne ohne Versorgung durch Sauerstoff arbeitsfähig bleiben. Nach bereits drei bis fünf Minuten treten irreparable Schäden im Gehirn auf. Nach etwa zehn Minuten ohne Sauerstoffzufuhr ist der Mensch klinisch tot. Andere Körperteile kommen etwas länger ohne Sauerstoffversorgung aus. Bei einer Unterversorgung mit Sauerstoff wird von einer Hypoxie gesprochen. Das Gehirn betreffend von einem hypoxischem Hirnschaden.

Mit dem Mangel an Sauerstoff in den Zellen löst der Körper eine Freisetzung von Mediatoren aus. Dies geschieht auch bei einem Weichteiltrauma. Auch das Weichteiltrauma ist ein Auslöser der Schockspirale. Der Begriff Weichteiltrauma ist etwas irreführend, da neben Sehnen, Bändern, Muskeln und umspannenden Faszien und Bindegeweben, Nerven und Gefäßen, auch die Knochen betroffen sind. Es wird zwischen einem offenen und geschlossenen Weichteiltrauma unterschieden. Bei einem geschlossenen Weichteiltrauma befindet sich noch unverletzte Haut über der Verletzung. Von einem offenen Weichteiltrauma wird gesprochen, wenn auch die Haut verletzt ist. [6]

Die Mediatoren (Botenstoffe) bewirken, dass die Blutgefäße sich erweitern und Flüssigkeit aus den Kapillaren in das umliegende Gewebe austritt. Auf Grund dessen sinkt das Blutvolumen. Um das verbliebene lebenswichtige Blut im Köperinneren zu halten verengen sich die Venolen. Das bewirkt den fehlerhaften Abtransport des kohlendioxidreichen Blutes aus dem Gewebe. Infolgedessen kommt es zu einem Blutstau. Es wird auch von arterieller Vasokonstriktion und venöser Vasodilatation gesprochen. Hierfür kann auch ein Schädel- Hirntrauma als Auslöser der Schockspirale genannt werden.

Schlussendlich wird die Herzschlagkraft vermindert und der Blutdruck fällt ab.

Wichtig zu nennen, ist das Auslösen der Schockspirale durch eine Sepsis. Von einer Sepsis wird gesprochen, wenn eine generalisierte Entzündungsreaktion vorliegt. Eine Sepsis wird oftmals von Bakterien ausgelöst. Weniger häufig zu beobachten sind Viren, Pilze oder Parasiten als Auslöser. [2]. Der Herz-Kreislauf- Schock tritt bei einer Sepsis III ein. (Unterschieden werden drei Schweregrade einer Sepsis: I, II und III). Die Infektionen, die eine Sepsis auslösen, können lokal begrenzt sein oder den ganzen Körper betreffen. Auslöser sind beispielsweise eine Lungen- oder Nierenbeckenentzündung, großflächige Verbrennungen, über welche Erreger in den Körper eindringen können, selbiges gilt für Katheter.

Bei einem anaphylaktischen Schock handelt es sich um eine Überreaktion des Körpers auf bestimmte Stoffe (in Nahrungsmitteln, Insektengiften, Medikamenten). Der Körper stuft diese Stoffe als gefährlich ein und beginnt mit Gegenmaßnahmen. Er schüttet Botenstoffe (Mediatoren) aus, durch welche die Blutgefäße erweitert werden. Flüssigkeit tritt durch die Kapillaren in das umliegende Gewebe aus und damit sinkt das Blutvolumen. Die Schockspirale beginnt sich zu drehen.

Teilaufgabe 3

Welche Art der Immunreaktion liegt einer „anaphylaktischen Reaktion"
zugrunde? Beschreibung des biochemischen Ablaufs dieser Reaktion

3.1 Die Immunabwehr bei einer anaphylaktischen Reaktion

Eine anaphylaktische Reaktion ist eine Allergie auf bestimmte, von außen
kommenden Reizen. Als Allergie wird eine Überreaktion des Immunsystems
bezeichnet, welche nach Kontakt mit einer (eigentlich) harmlosen Substanz
auftritt. Es wird also ein Antigen zu einem Allergen. In der Regel sind solche
Antigene/ Allergene Nahrungsmittel, Insektengifte oder Medikamente.
[8] Das Immunsystem reagiert dabei auf harmlose Fremd- Antigene, welche
prinzipiell keine Immunreaktion erfordern würden. Der stattfindende Vorgang ist
hierbei eine ganz normale Immunreaktion, welcher sich allerdings gegen
ein Antigen richtet und nicht gegen ein Pathogen. Hier wird dann von einer
Allergie gesprochen. Das auslösende Antigen wird als Allergen bezeichnet.
Die allergische Reaktion kann je nach Allergen und Mensch sehr unterschiedlich
ausfallen und unter Umständen lebensbedrohlich sein und zu Schäden am
Organismus führen. [4]
Hypersensitivitätsreaktionen werden in vier Klassen eingeteilt. Es wird
unterschieden in:

- Typ 1 -> Soforttyp: Dazu gehören beispielsweise Heuschnupfen,
  Nahrungsmittelallergien, Insektengifte oder Asthma
- Typ 2 -> cytotoxischer (zellschädigend) Typ: Hierzu   zählen
  Blutgruppenunverträglichkeit oder medikamenteninduzierte Cytopien
- Typ 3 -> Immunkomlextyp: Dazu gehören die Serumkrankheit,
  die Farmerlunge oder eine Nephritis.
- Typ 4 -> Spättyp: Kontaktekzeme oder
  Transplantationsabstoßungen gehören in diese Kategorie

Eine anaphylaktische Reaktion ist eine Typ 1, also Soforttyp, Reaktion.

3.2 Biochemische Reaktion bei einer anaphylaktischen Reaktion

Bei einer umgangssprachlichen Allergie ist also eine Immunreaktion vom Typ I gemeint. Diese Reaktion beruht auf der Bildung von Immunglobulin E (IgE) auf das auslösende Allergen.

Bevor der Körper auf ein Allergen reagieren kann, muss eine Sensibilisierung von statten gegangen sein. In der Regel ist der erste Kontakt mit dem entsprechenden Allergen symptomlos. Der Erstkontakt/ die Sensibilisierung kann durchaus schon über die Muttermilch oder in utero stattfinden.

Bei der Sensibilisierung wird das Allergen in die Lymphknoten transportiert und dort präsentiert. Das Allergen wird in die B- Zellen (B- Lymphozyten) aufgenommen. Als einzige Zellen sind B- Zellen dazu in der Lage Plasmazellen zu produzieren, welche dann wiederum Antikörper produzieren. Es werden Antigene auf MHC- Moleküle (Abk. MHC von engl. major histocompatibility complex) übertragen. Danach wird das Antigen an der Oberfläche der B- Zelle präsentiert und damit an T- Helferzellen (T- Lymphozyten) gebunden. Es werden weitere T- Helferzellen aktiviert (TH2- Zellen), welche die Ausschüttung von Zytokinen (Signalstoffe der interzellulären Kommunikation) veranlassen. B- Zellen werden aktiviert und es kommt zur Reifung einer B- Gedächtniszelle oder von Plasmazellen. Diese langlebigen Zellen sind für die schnelle Reaktion auf den erneuten Kontakt mit dem Allergen verantwortlich. Die Plasmazellen bilden spezifische IgE- Antikörper und setzen diese auch frei. Die IgE- Antikörper werden an die Oberflächenrezeptoren von Mastzellen (oder an einen basophilen Granulozyten) gebunden und bei einem erneuten Allergenkontakt kommt es zu einer Sofortreaktion. [12] Durch eine Kreuzvernetzung des IgH (mit den benachbarten IgE- Antikörpern (Cross-Linkin)) wird eine Degranulierung (Entleerung der zytoplasmatischen Granula von Mastzellen und Leukozyten in den extrazellulären Raum) ausgelöst. Innerhalb von Sekunden werden allergievermitteInde Mediatoren freigesetzt. [4] Hat ein erneuter Allergenkontakt stattgefunden, tritt die (Sofort)Reaktion innerhalb von Sekunden und Minuten auf. In der Frühphase der Reaktion werden IgE- Zellen, welche an der Oberfläche der Mastzellen an Rezeptoren gekoppelt sind, durch die Bindung an Antigene vernetzt und aktiviert. Im Inneren der Mastzellen sind hochaktive Mediatoren, wie z. B. Histamin, Heparin, Prostagladin,D2 oder Entzündungsmediatoren, gespeichert. Die Mediatoren sind einsatzfertig und können sofort nach Aktivierung, durch Degranulierung, freigesetzt werden. Hierbei müssen weder Zellen angelockt noch Mediatoren synthetisiert werden. Auf Grund dessen erfolgt eine Reaktion innerhalb kürzester Zeit. Symptome können innerhalb von Sekunden oder Minuten nach dem Allergenkontakt beobachtet werden. [4, 12]

3.3 Mediatoren

Histamin befindet sich, wie vorangegangen angemerkt, in der Granula. Histamin hat verschiedene Funktionen. Bei einer allergischen Reaktion erweitert es kleinere Arterien und macht sie durchlässiger. Auf Grund dessen kann Flüssigkeit in das umliegende Gewebe eindringen. Durch das Zusammenspiel mit Rezeptoren an Nervenzellen, kann Heparin Jucken, Niesen und Schmerz auslösen.

Das Proteoglykan Heparin bindet und stabilisiert (im Zusammenspiel mit anderen Proteoglykanen) eine Reihe von Mediatoren in der Granula. Des Weiteren hemmt Heparin die Blutgerinnung. Im Gegensatz zu den meisten anderen Mediatoren, wirkt Heparin nicht proinflammatorisch (Entzündungsauslösend). Durch seine antiinflammatorische Wirkung auf Leukozyten, verhindert es eine Komplementaktivierung und wirkt so als begrenzender Faktor bei allergischen Reaktionen.

Prostaglandin (und Leukotriene) ist verantwortlich für die Verengung der Bronchien und Blutgefäße. Wie auch Histamin erhöht es die Durchlässigkeit der kleinen Kapillargefäße.

Die meisten der in der Granula befindlichen Stoffe führen zu einer Vasodilatation (Gefäßerweiterung). Viele von ihnen wirken proinflammatorisch wie z. B. PAF (platelet activating factor) oder verschieden Cytokine. Durch die proinflammatorische und chemotaktische Wirkung der meisten Mediatoren, werden in Folge der Mastzellenaktivierung, weitere Leukozyten in das betroffene Gewebe "angefordert". Diese beeinflussen den weiteren Verlauf, indem sie die Wirkung der Mediatoren verstärken/ die Ausschüttung erhöhen.

Werden die Eigenschaften, der in den Mastzellen befindlichen Mediatoren, betrachtet, erklären sich die Beobachtungen in der frühen Phase der allergischen Reaktion vom Soforttyp. Die von PAF ausgelöste Bronchienverengung, tritt bei einer allergischen Reaktion die Lunge betreffend auf (Heuschnupfen, Asthma). Hautrötungen verursacht die Vasodilatation. Durch eine erhöhte Flüssigkeitsdurchlässigkeit der Kapillaren (Histamin, Prostagladin) und eine gehemmte Blutgerinnung (Heparin) kommt es zu einer Nesselsucht. Wasser lagert sich in der Haut ein.

3.4 Anaphylaktische Reaktion

Im Allgemeinen beschränkt sich die allergische Reaktion auf die Kontaktstelle mit dem Allergen. Beispielsweise auf die Stichstelle der Wespe in der Haut.

Durch eine weitreichende Freisetzung von Mediatoren kann es allerdings auch zu einer Anaphylaxie kommen. Dabei trifft die allergische Reaktion nicht nur die Kontaktstelle, sondern wirkt sich auch auf andere Organe aus oder ist systemisch. Im schlimmstmöglichen Fall führt dies zu einem lebensbedrohlichen Zustand, dem anaphylaktischem Schock.

Ein anaphylaktischer Schock ist also eine:" durch eine Immunreaktion vom Soforttyp" [4, S. 188] eingetretene allergische Reaktion.

Anaphylaktische Reaktionen werden, wie auch allergische Reaktionen, in vier Schweregrade (nach Ring und Messmer) eingeteilt.

- Grad 1   disseminierter Juckreiz, Urticaria, Hautrötung
- Grad 2 Übelkeit, erniedrigter Blutdruck, beschleunigter Herzschlag
- Grad 3   Schock, Erbrechen, Durchfall, Atemprobleme
- Grad 4   Atem- und Kreislaufstillstand

Dabei können die Symptome der leichteren Schweregrade natürlich auch bei den höheren Graden zu beobachten sein.

Ein Schweregrad 4 ist immer ein klinischer Notfall!

Es besteht die Wahrscheinlichkeit, in die in Kapitel 2 beschriebenen Schockspirale einzutreten.

3.5 Spätphase und mögliche Folgen

Nachdem zu Beginn der allergischen Reaktion schnell reichlich Mediatoren freigesetzt worden sind, kommt es in der Spätphase (nach ca. 2-6 Stunden) zu einer Neusynthese einer Reihe von Proteinen. Dazu gehören verschiedene Cytokine und Chemokine. Hierbei werden weiter Leukozyten zum Ort der allergischen Reaktion "geschickt". Diese tragen dann wiederum zur

Freisetzung weiteren Cytokine bei und halten die entzündliche Reaktion aufrecht. Durch die Freisetzung der Cytokine, welche die Aktivierung der anderen Zellen noch verstärken, können sich unter anderem Mastzellen und Basophile gegenseitig immer stärker aktivieren.[4]

Bei einer immer wiederkehrenden oder chronischen Exposition mit dem Allergen kann es zur Ausbildung einer chronischen allergischen Entzündungsreaktion kommen. In der Regel bilden sich die Folgen einer "normalen" Allergie innerhalb von einigen Tagen zurück. Bei einer chronischen Entzündungsreaktion verändert sich das umliegende Gewebe fortdauernd. Beeinträchtigung der Barrierefunktionen der Epithelien und die Bildung von Blutgefäßen sind die Folgen. Die Beeinträchtigung der Barrierefunktion kann zu einer erhöhen Neigung zu Sekundärinfektionen führen.

Literaturverzeichnis

[1] Arastéh, K., Baenkler, H.-W., Bieber, C., Brandt, R., Chatterjee, T., Dill, T., et al, 2013, Innere Medizin, 3., überarbeitete Auflage, Stuttgart

[2] Paula, J. (2014), Klinische Medizin- Diagnostik und Therapie, Studienbrief der SRH Fernhochschule 1028-01, Riedlingen

[3] Paula, J. (2014), Medizinische Terminologie, Anatomie und Physiologie, Studienbrief SRH Fernhochschule 1027-01, Riedlingen

[4] Rink, L., Kruse, A., Haase, H., 2012. Immunologie für Einsteiger, Heidelberg

[5] Silbernagel, S., 2001, Taschenatlas der Physiologie, 5. komplett überarbeitete und neu gestaltete Auflage, Stuttgart

Internetquellen

[6] Grumpert, N., 2020, https://www.dr-gumpert.de/html/weichteilverletzung.html (10.11.2020)

[7] Grosser, M., Schrör,S., (2019) https://www.netdoktor.de/symptome/schock/ (11.11.2020)

[8] https://online.medunigraz.at/mug_online/wbabs.getDocument?pThesisNr=51475

[9] Stalla, G., 2011, KORTISOL REGULATION UND SUBSTITUTION PROF. DR. GÜNTER K. STALLA 1 - PDF Kostenfreier Download (docplayer.org)

[10] Hanser, H., Scholtyssek, Ch., 2000, https://www.spektrum.de/lexikon/neurowissenschaft/dopamin/2959 (16.11.2020)

[11] https://adhs-muenchen.net/adhs-bei-erwachsenen/stand-der-forschung/ (16.11.2020)

[12] Allergische Erkrankungen - Wissen für Mediziner (amboss.com) (26.11.20)

[13] https://www.amboss.com/de/wissen/Elektrolytst%25C3%25B6rungen_Calcium (20.11.2020)

[14] https://www.amboss.com/de/wissen/Nebenschilddr%25C3%25BCsen (20.11.2020)

[15] http://www.biologie-schule.de/dopamin.php (16.11.2020)

[16] https://www.spektrum.de/lexikon/neurowissenschaft/dopamin/2959 (16.11.2020)

[17] https://viamedici.thieme.de/lernmodul/543099/subject/physiologie/hormone/schilddr%C3%BCsenhormone+calciumhaushalt+wachstumshormone/schilddr%C3%BCsenhormone+thyroxin+t4+und+triiodthyronin+t3 (18.11.2020)

[18] https://viamedici.thieme.de/lernmodul/543101/subject/physiologie/hormone/schilddr%C3%BCsenhormone+calciumhaushalt+wachstumshormone/parathormon+calcitriol+vitamin+d+und+calcitonin (18.11.2020)

[19] https://online.medunigraz.at/mug_online/wbabs.getDocument?pThesisNr=51475

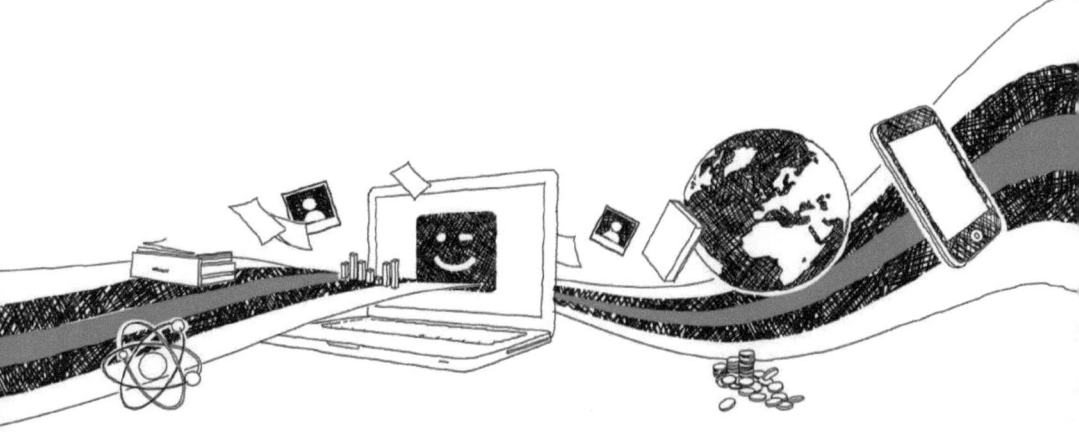
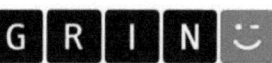